HAYFA BERGAOUI
Yessine Belhadj Taher
Imen Ghadhab

RASTREIO DO TRANSPORTE GENITAL DO ESTREPTOCOCO B NO TERCEIRO TRIMESTRE

HAYFA BERGAOUI
Yessine Belhadj Taher
Imen Ghadhab

RASTREIO DO TRANSPORTE GENITAL DO ESTREPTOCOCO B NO TERCEIRO TRIMESTRE

ScienciaScripts

Imprint

Cover image: www.ingimage.com

This book is a translation from the original published under ISBN 978-620-6-70605-2.

Publisher:
Sciencia Scripts
is a trademark of
Dodo Books Indian Ocean Ltd. and OmniScriptum S.R.L publishing group

120 High Road, East Finchley, London, N2 9ED, United Kingdom
Str. Armeneasca 28/1, office 1, Chisinau MD-2012, Republic of Moldova, Europe
Printed at: see last page
ISBN: 978-620-8-22998-6

Conteúdo

INTRODUÇÃO

O Streptococcus do grupo B (GBS), ou Streptococcus Agalactiae, foi identificado como a principal causa de infecções bacterianas graves em mães, fetos e recém-nascidos (1). Esta bactéria coloniza intermitentemente a cavidade vaginal de muitas mulheres, que são consideradas portadoras "saudáveis" (2). A transmissão ocorre por via ascendente ou durante a passagem pelo trato vaginal e, muito raramente, por hematogénese (3).

O GBS coloniza mulheres grávidas em todas as regiões do mundo, com a prevalência de transporte a variar de uma região para outra, com uma estimativa global, de acordo com um estudo de 2017 de Neal J Russel et al, entre 11% e 35% e uma média (M) de 18% (4). Pode ser crónica ou intermitente, e é mais prevalente no último trimestre (5). A sua transmissão é máxima na altura do parto (1).

Um estudo realizado em Marrocos, na região de Marraquexe, publicado em 2016, concluiu que a prevalência de portadores de SGB em mulheres grávidas era de 20,2% (6).

O último estudo realizado no nosso departamento na Tunísia em 2010 encontrou uma prevalência de portadores de GBS de 7,3% na região de Monastir (7).

Tendo em conta a extensão da colonização materna, a patogenicidade desta bactéria e as complicações que podem surgir, e a fim de reduzir a transmissão materno-fetal do SGB, foram apresentadas recomendações. Estas incluem as que se baseiam apenas em factores de risco e as que se baseiam no rastreio sistemático de todas as mulheres grávidas, idealmente entre as 35 e as 37 semanas de amenorreia (SA), seguido de tratamento antibiótico profilático intraparto para as mulheres colonizadas. O objetivo destas recomendações é reduzir a colonização dos recém-nascidos em pelo menos 80%(3).

Outra estratégia preventiva contra a doença invasiva do SGB de início precoce é a vacinação de mulheres grávidas, que poderia melhorar a transferência transplacentária de anticorpos anti-SGB para o feto (8).

Poucos estudos tunisinos se debruçaram sobre este assunto, pelo que nos propusemos avaliar a proporção de estreptococos B na prática diária na nossa maternidade através de um estudo transversal com os seguintes objectivos

- Determinar a prevalência do transporte vaginal do estreptococo B no terceiro trimestre de gravidez.
- Identificar os principais factores de risco envolvidos na portagem.
- Definição de uma estratégia de rastreio do estreptococo B.
- Determinar os meios de diagnóstico e terapêuticos do transporte vaginal de GBS.

DOENTES E MÉTODO

Trata-se de um estudo transversal descritivo e analítico realizado no Centro de Maternidade e Neonatologia de Monastir durante um período de 5 meses, de outubro de 2018 a fevereiro de 2019.

1. População do estudo

O estudo envolveu uma amostra de 330 mulheres com uma zaragatoa vaginal (VS) para o estreptococo do grupo B de 34SA.

Os critérios de inclusão foram: Todas as parturientes assintomáticas com uma zaragatoa vaginal de 34SA que deram à luz na nossa maternidade. Para otimizar o viés de seleção, recrutámos as nossas pacientes no ambulatório durante as suas consultas pré-natais.

Os critérios de não-inclusão foram: Todas as parturientes:

- Não ter um esfregaço vaginal
- Não ter dado à luz na nossa maternidade
- Apresentação de um ponto de contacto clínico :

leucorreia

- contracções uterinas (ameaça de parto prematuro ou mulher em trabalho de parto)
- pielonefrite gravídica (PNA g) ou rotura prematura das membranas (RPM).

- Tinha recebido antibióticos 15 dias antes.

II. Protocolo

Testámos o estreptococo B através de uma zaragatoa vaginal na clínica pré-natal entre as 34 e as 38 semanas de gestação.

De acordo com as recomendações da Agence Nationale d'Accreditation et d'Evaluation en Sante (ANAES) publicadas em setembro de 2001, a colheita do esfregaço vaginal foi efectuada na sala de exame, com a parturiente em posição ginecológica, com uma zaragatoa sem espéculo, varrendo o terço inferior da vagina até ao vestíbulo e à vulva, sem atingir a bolsa vaginal posterior e sem colheita de esfregaço rectal associada.

A amostra foi entregue rapidamente ao laboratório de bacteriologia, sem qualquer meio de conservação, em meia hora.

O trabalho de parto e o parto foram geridos da forma habitual, com prescrição de antibióticos durante o trabalho de parto em doentes com factores de risco:

- Rutura prematura das membranas com duração superior a 12 horas.
- Febre materna durante o parto superior a 38,5°C.

Estas mulheres receberam sistematicamente "amoxicilina-ácido clavulânico" na dose de : 1g de 8 em 8 horas até ao parto, após um exame infecioso.

As pacientes rotuladas como estreptococo B positivo receberam antibioticoterapia intravenosa desde o início do trabalho de parto, com base em :

Ampicilina: 2 g de dose inicial de carga e 1 g de 4 em 4 horas

Eritromicina: 500 mg de 6 em 6 horas se for alérgico à penicilina.

Este protocolo de profilaxia antibiótica pode ser modificado de acordo com :

- Resultados dos testes de suscetibilidade aos antibióticos
- Disponibilidade da molécula escolhida

Os recém-nascidos de mães com SGB que tiveram um parto vaginal deviam beneficiar de uma amostragem periférica.

III. Parâmetros estudados

Considerámos os seguintes parâmetros:

- Caraterísticas sócio-demográficas. (idade, origem, género, paridade...)
- Antecedentes gineco-obstétricos. (MFIU, FCS, DG, MAP)
- Historial médico. (diabetes...)
- A evolução da gravidez atual e as complicações. (diabetes gestacional, hipertensão, PNAg, RCIU, etc.)
- Como é efectuado o trabalho. (febre, RPM...)
- Caraterísticas do recém-nascido. (peso à nascença, Apgar, etc.)

IV. Ética

O nosso estudo não coloca problemas éticos, uma vez que não afecta os princípios éticos nem a vida pessoal dos pacientes. Para aceder aos dados, é necessária a autorização do chefe de serviço do Centro de Maternidade e Neonatologia de Monastir.

V. Fontes de dados

Os dados para o nosso estudo foram recolhidos utilizando o Formulário de Recolha de Dados (**ver anexo**), que provém de :

- Registos obstétricos
- Relatórios de funcionamento.
- Formulários de ligação ou de transferência.
- Registos hospitalares.

VI. Análise estatística

Os dados foram introduzidos utilizando o software Statistical Package for the Social Science (SPSS) versão 23.0.

No que respeita à estatística descritiva, as variáveis quantitativas foram representadas por médias (M) e desvios-padrão (DP) para as variáveis que seguem a distribuição normal ou por medianas (Me) e intervalo interquartil (IIQ) para as variáveis não-Gaussianas. As variáveis qualitativas foram representadas pelos números e frequências. A normalidade das variáveis quantitativas foi verificada pelo teste de Shapiro-Wilk se o tamanho da amostra fosse < 50 e pelo teste de Kolmogorov-Smirnov se o tamanho da amostra fosse maior.

Para a análise univariada de amostras independentes em busca de fatores associados, foi realizado o teste do Qui-quadrado para variáveis qualitativas. Para as variáveis quantitativas, realizámos o teste U de Mann-Whitney para as variáveis quantitativas não-Gaussianas e o teste t de Student para as variáveis que seguem a distribuição normal.

Foi utilizado um nível de significância inferior a 5% para todos os testes estatísticos, com um intervalo de confiança (IC) fixado em 95%.

Em seguida, realizámos uma análise multivariada utilizando a regressão logística binária (método entree) para determinar os factores de risco para o transporte de estreptococos em mulheres grávidas. As variáveis independentes foram incluídas no modelo de regressão quando o seu nível de significância era inferior a 0,2.

RESULTADOS

I. Estudo descritivo da população estudada

1. Caraterísticas sócio-demográficas

A idade média da população estudada foi de 31 ± 5,5 anos, com extremos que variaram entre 17 e 47 anos. O nível de escolaridade era superior em mais de um terço dos casos. Mais de metade das mulheres eram de origem urbana.

Quadro I: Caraterísticas sócio-demográficas da população estudada

	Força de trabalho (n=330)	Percentagem (%)
Idade (anos)		31 ± 5,52
Nível escolar		
Analfabeto	6	1,8
Primário	90	27,3
Secundário	113	34,2
Superior	121	36,7
Habitat		
Rural	141	42,7
Urbano	189	57,3
Profissão		
Donas de casa	150	45,5
Trabalhador	114	34,5
Outros	66	20
Peso (Kg)		82 [71,5 - 91,5]

2. Antecedentes

2.1. Historial médico

Foi registada uma história de diabetes em 27 doentes (8,2%). Foi registado distiroidismo em 2 doentes. A hipertensão crónica foi observada em 6 doentes.

2.2. História gineco-obstétrica

A idade gestacional variou de 1 a 9 anos, com uma mediana de 2 [1-3].

A paridade variou de 1 a 6, com uma mediana de 2 [1-3]. A primiparidade foi registada em 35,5% dos casos.

Relativamente aos antecedentes ginecológico-obstétricos, verificámos que 73 doentes, ou seja, 22,1% dos casos, tinham sofrido um aborto espontâneo.

2.3. ***água II: Antecedentes médicos e ginecológico-obstétricos da população estudada***

	Número (n=330)	Percentagem (%)
Diabetes	27	8,2
Distiroidismo	2	0,6
Hipertensão crónica	6	1,8
Abortos espontâneos	73	22,1
Gravidez extra-uterina (PE)	7	2,1
Morte per partum	1	0,3
Interrupção voluntária da gravidez (IVG)	20	6,1
Interrupção terapêutica da gravidez (ITG)	3	0,9
MAPA	1	0,3
Mort 1%'tale in utero (MFIU)	9	2,7
Morte neonatal	4	1,2
Transporte de Streptococcus	2	0,6
Gestite		2 [1-3]
Primigeste	91	27,6
Multigeste	239	72,4
Parite		2 [1-3]
Primipare	117	35,5
Multipare	213	64,5

3. Gravidez em curso

Dezasseis doentes (4,8%) tiveram uma gravidez múltipla, incluindo dois trigémeos (0,6%).

Complicações que surgem durante a gravidez:

- A diabetes gestacional (DG) foi registada em 92 doentes (27,9%). Cerca de um terço (29,3%) das doentes diabéticas estavam a tomar insulina.

- A RPM pré-termo e pós-PV foi observada em 17 pacientes (5,2%), que tinham sido submetidos a PV antes da RPM.
- O atraso de crescimento intrauterino (RCIU) foi registado em 51 doentes (15,6%).
- A PAD e a ANP gestacional foram observadas em 3,3% (11 doentes) e 3,6% (12 doentes) dos casos, respetivamente, e estas doentes tinham sido submetidas a PV antes do aparecimento destas duas complicações.
- A hipertensão arterial gestacional (hipertensão g-arterial) foi registada em 20 doentes (6,1%).
- A MFIU foi registada em 8 doentes (2,4%).

Quadro III: Complicações que ocorrem durante a gravidez

	Trabalhadores (n=330)	Percentagem (%)
Diabetes gestacional	92	27,9
RPM antes e depois da conclusão do PV	17	5,2
RCIU	51	15,6
MAP após a conclusão do PV	11	3,3
PAN após a conclusão do PV	12	3,6
Hipertensão induzida pela gravidez	20	6,1
IFMU	8	2,4

4. Prazo de entrega

O termo mediano do parto foi 38 [34,4 - 39,5] e a prematuridade foi registada em 23,3% dos casos.

5. Trabalhos em curso

5.1. Horário de trabalho

A mediana do tempo de trabalho foi de 3 horas [0 horas - 6 horas], com extremos que variam entre 0 e 48 horas.

5.2. Duração da abertura do reuf

O tempo médio de abertura foi de 2 horas [Hora - 11 horas]. A média foi de 15,2 horas, com os extremos variando de 0 a 360 horas. O RPM (>12 horas) foi registado em 72 doentes (21,8%).

5.3. Febre

Foi registada febre em 14 doentes, ou seja, em 4,2% dos casos.

6. O processo de nascimento

6.1. Itinerário de entrega

A maioria das mulheres (60% dos casos) teve um parto vaginal.

85 mulheres (25,8% dos casos) tinham dado à luz por cesariana programada e 47 mulheres tinham dado à luz por cesariana de emergência.

Quadro IV: Vias de parto na população estudada

	Número (n=330)	Percentagem (%)
VB	198	60
Cesariana programada	85	25,8
Cesariana de emergência	47	14,2

6.2. Pontuação APGAR

A pontuação APGAR teve uma mediana de 10 [9-10]. A MFIU foi registada em 2,4% dos casos.

6.3. Peso à nascença

A mediana do peso à nascença foi de 3230g [2800g-3700g].

6.4. Apresentação

As apresentações do parto observadas na população estudada distribuíram-se da seguinte forma:

- Apresentação cefálica: 318 casos (96,4%).
- Apresentação na sede: 10 casos (3%).
- Apresentação transversal: 2 casos (0,6%).

II. Prevalência e transporte de estreptococos em mulheres grávidas

1. Prevalência do transporte de estreptococos em mulheres grávidas

Na nossa população de estudo, 86 grávidas (26,1%) tinham um PV positivo.

A prevalência de estreptococo B em mulheres grávidas no nosso estudo foi de 8,8% (29 pacientes).

Quadro V: Caraterísticas da amostragem vaginal da população estudada

	Número (n=330)	Percentagem (%)
PV positivo		
Não	244	73,9
Sim	86	26,1
Transporte de Streptococcus B		
Não	301	91,2
Sim	29	8,8

2. Estudo bacteriológico do transporte de estreptococos em mulheres grávidas

2.1. Profilaxia antibiótica

Das 29 mulheres com um antibiograma positivo, 22 foram submetidas a profilaxia antibiótica (75,8%). Das sete pacientes que não receberam tratamento antibiótico profilático, cinco tinham dado à luz por cesariana e duas tinham dado à luz por via vaginal, mas não tinham resultados de PV disponíveis.

2.2. Moléculas utilizadas na terapia antibiótica

A molécula de eleição para a profilaxia antibiótica foi o Totapen em 77,22% dos casos. Cinco mulheres tinham alergia à penicilina e foram tratadas com eritromicina.

Tabela VI: Moléculas utilizadas na população estudada

Família	Moléculas	Trabalhadores	Percentagem
Penicilina	Totapen	17	77,22

Macrólidos	Eritromicina	5	22,73

III. Estudo analítico bivarietal

1. Carriage de Streptococcus B e caraterísticas sócio-demográficas

O nosso estudo bi-variado envolveu dois grupos, o primeiro compreendendo 301 parturientes com um PV negativo ou positivo para um germe que não o GBS, e o segundo grupo contendo 29 mulheres com um PV positivo para o estreptococo B.

Relativamente às caraterísticas sócio-demográficas, os doentes de origem rural tinham maior probabilidade de serem portadores do estreptococo B do que os doentes de origem urbana, com uma diferença estatisticamente significativa (p=0,027).

Quadro VII: Comparação das caraterísticas sócio-demográficas em função do transporte de estreptococos B

	Streptococcus B do grupo 1 - (n=301)	Streptococcus B+ do Grupo 2 (n :29)	P
Idade (anos)	31 [27-34]	30 [28-37]	0,301
Nível escolar			
Analfabeto	6	0	0,726
Primário	80	10	
Secundário	104	9	
Superior	111	10	
Habitat			
Rural	123	18	**0,027****
Urbano	178	11	
Profissão			
Donas de casa	136	14	0,749
Mulher em trabalho	165	15	

Peso	83[71,5-92]	78,5[71-89,5]	0,572

2. Transporte de Streptococcus B e antecedentes médicos e obstétrico-ginecológicos

[10-3]Relativamente aos antecedentes médicos e ginecológico-obstétricos, verificámos que o antecedente de diabetes e o antecedente de portador de estreptococo B expuseram as mulheres a um maior risco de serem portadoras de estreptococo B, com uma diferença estatisticamente significativa (p< e p=0,007 respetivamente).

Tabela VIII: Comparação dos antecedentes médicos e obstétrico-ginecológicos entre os dois grupos

	Streptococcus groupel -	Grupo 2 Streptococcus +	P
Diabetes	12	15	$^{-3}$**<10** ***
Abortos espontâneos	67	6	0,846
EUS	7	0	0,522
Morte per partum	1	0	0,912
ABORTO	18	2	0,542
GTI	3	0	0,758
MAPA	1	0	0,912
IFMU	9	0	0,432
Morte neonatal	4	0	0,691
História de transporte de estreptococos B	de 0	2	**0,007*** **
Gestite	2[1 - 3]	2[2 - 4]	
primigeste	87	4	0,297
multigeste	214	25	0,082
Parite	2[1-3]	2[2-3]	
primíparas	111	6	0,072*

multipares	190	23	0,082*

3. Transporte de Streptococcus B e a evolução da gravidez atual

Relativamente às caraterísticas da gravidez atual, apenas a complicação RCIU esteve associada ao transporte de estreptococos B, com uma diferença estatisticamente significativa (p=0,046).

Quadro IX: Comparação das caraterísticas da gravidez atual

	Streptococcus groupel -	Streptococcus do grupo 2 +	P
Gravidez de gémeos	14	0	0,268
Gravidez de trigémeos	2	0	0,832
Diabetes gestacional	87	5	0,181
RCIU	50	1	**0,046****
RPM antes do termo e após Produção fotovoltaica	16	1	0,548
MAP após a conclusão do PV	10	1	0,642
PNAgravidique após Produção fotovoltaica	11	1	0,715
HTA	19	1	0,458

4. Transporte de Streptococcus B e termo do parto

A distribuição dos termos foi idêntica em ambos os grupos. Não foi encontrada uma correlação estatisticamente significativa entre a prematuridade e o transporte de estreptococos B.

Quadro X: Transporte de Streptococcus B e período de parto

	Groupel Streptococcus B -	Grupo 2 Streptococcus B +	P
Prematuridade (< 36SA)	77	0	0,577
Prazo de entrega	38,4 [36,4 - 39,4]	39,6 [39,2- 40]	0,188

5. Portador do estreptococo B e o processo de parto

5.1. Horário de trabalho

A duração mediana do trabalho de parto no grupo de grávidas com estreptococo B foi de 5,5 horas [4 horas-7 horas]. A distribuição da duração do trabalho de parto foi idêntica entre os dois grupos (p=0,139).

5.2. Duração da abertura do reuf

O tempo médio para a abertura do ovo no grupo de grávidas portadoras do estreptococo B foi de 1,5 horas [0-7 horas]. Não houve diferença significativa no tempo necessário para a abertura do útero entre os dois grupos (p=0,534). A RPM não esteve relacionada com a presença do estreptococo B (p=0,611).

Tabela XI: Transporte de Streptococcus B e duração do trabalho de parto e abertura do útero

	Groupel Streptococcus B -	Grupo 2 Streptococcus B +	p
Horário de trabalho	1,5 [0-5]	5,5 [4-7]	0,139
Duração da abertura I'CL'llf	2 [0-11]	1,5 [0-7]	0,534

5.3. Febre

Registou-se febre em 14 doentes. Estes doentes pertenciam ao grupo do Streptococcus B (p=0,917).

6. O transporte do estreptococo B e o processo de parto

No que diz respeito às caraterísticas do parto, nenhum fator foi associado ao transporte do estreptococo B.

Quadro XII: Comparação das caraterísticas do parto

Groupel Streptococcus -	Grupo Streptococcus +	2P

Itinerário de entrega

VB	177	21	0,153*
Cesariana programado	80	5	0,272
Cesariana de emergência	44	3	0,383
Peso neonatal	3200[2800 3700]	3475[3025 3575]	0,449
APGAR	10[9-10]	10[9-10]	0,823
IFMU	8	0	0,475

7. Portadores do estreptococo B e hospitalização de recém-nascidos

Dos quatro recém-nascidos hospitalizados de uma mãe portadora de estreptococo B, três apresentavam sofrimento fetal agudo (AFS) e o quarto tinha uma infeção materno-fetal (MFI).

Não houve associação entre o transporte do estreptococo B e a hospitalização do recém-nascido.

Quadro XIII: Transporte de estreptococos B e hospitalização de recém-nascidos

Hospitalização	Groupel Streptococcus B -	Streptococcus B do grupo 2	P
Sim	64	4	0,342
Não	237	25	

IV. Análise multivariada: factores de risco para o transporte de estreptococos B

$^{-3}$A regressão logística baseada na análise bi-variada inicial identificou que viver num ambiente rural expôs as mulheres grávidas a um risco de 2,7 de transporte de estreptococos B (p=0,033) e que uma história de diabetes expôs as mulheres grávidas a um risco de 27,6 de transporte de estreptococos B (p<10).

Quadro XIV: Factores de risco para o transporte de estreptococos B

	P	OU	Intervalo de confiança
Habitação nas zonas rurais	0,033	2,709	[1,084-6,764]

Historial de diabetes	■10 3	27,595	[10,498-72,536]

V. Principais resultados

Foram incluídos no estudo 330 doentes. A idade média foi de 30,9 ± 5,5 anos, com extremos que variaram de 17 a 47 anos. Mais de metade das mulheres eram de origem urbana. A história de diabetes foi registada em 8,2% dos casos. A idade gestacional e a paridade tiveram uma mediana de 2 [1-3]. A primiparidade foi registada em 35,5% dos casos. A FCS foi predominante em 73 pacientes, ou seja, 22,1% dos casos. Dezasseis doentes tiveram gravidezes múltiplas, duas das quais trigémeas. A diabetes gestacional foi registada em 27,9% dos casos. 29,3% das pacientes diabéticas estavam a tomar insulina. 5,2% das mulheres tiveram um RPM pré-termo que ocorreu após a realização da PV. Registaram-se 51 RCIU (15,6% dos casos). A prematuridade foi registada em 24% dos casos. Foram registados 8 casos de MFIU, ou seja, 2,4% dos casos.

A prevalência do transporte do estreptococo B entre as mulheres grávidas no nosso estudo foi de 8,8%. Das 29 mulheres com um antibiograma positivo para o estreptococo B, 22 foram colocadas em terapia antibiótica profiláctica.

A molécula de escolha para a profilaxia antibiótica foi o Totapen em 77,22% dos casos. Cinco mulheres com alergia à penicilina foram tratadas com eritromicina.

Quatro recém-nascidos de mães portadoras do estreptococo B deram entrada no hospital.

Os factores associados ao transporte do estreptococo B foram :

- Origem rural (p=0,027).
- $^{-3}$Historial de diabetes (p<10)
- Transporte prévio de estreptococo B (p=0,007).
- RCIU (p=0,046).

Os factores de risco para o transporte de estreptococos B após regressão logística foram :

- viver em zonas rurais OR = 2,7; IC [1,084 -6,764], p=0,033
- $^{-3}$história de diabetes OR = 27,6; IC [10,498-72,536], p<10 .

DISCUSSÃO

I. Prevalência

O GBS coloniza mulheres grávidas em todas as regiões do mundo, com a prevalência de transporte a variar de região para região, com uma estimativa global entre 11% e 35%, e uma média de 18% (4).

No nosso estudo, o transporte assintomático do estreptococo do grupo B em parturientes de termo foi de **8,8%.**

Tabela XV: Frequência de transporte de GBS na literatura de acordo com o local de amostragem

Autores	Anos	Local de recolha	prevalência	país
Skhiri I (7)	2010	V	7.3%	Tunísia
Shirazi M (9)	2014	V	4.9%	Irão
KT Mitima (10)	2014	V	20%	República Democrática do Congo
M Kunze(11)	2015	V ou V+R	18.5%	Alemanha
Arain F R (12)	2015	V+R	24%	Arábia Arábia Saudita
L Matsiane Lekalan(13)	2015	V+R	48.2%	África do Sul
K. Le Doare(14)	2016	V+R	33.7%	Gâmbia
Bassir A(6)	2016	V	20.2%	Marrocos
MoraledaC (15)	2017	V+R	24%	Marrocos
Mahrane S (16)	2017	V+R	22.6%	Argélia

V: Vaginal R: Rectal

Uma meta-análise publicada pela Universidade de Oxford, em Inglaterra, em 2017, por Neal J. Russell et al (4) detalhou a prevalência do transporte de GBS em diferentes continentes e regiões do mundo. Uma estimativa ajustada da colonização materna por GBS a nível mundial foi de 18%. A prevalência foi mais elevada nas Caraíbas (34%) e mais baixa na Melanésia (2%); a Europa, a América do Norte e a Austrália tiveram uma prevalência semelhante de 15% a 21%, com uma prevalência na África Austral de 25% e aparentemente mais baixa na África Ocidental (14%); América Central (10%); Sul, Sudeste e Leste da Ásia (9% a 12%).

Na Alemanha, o número de mulheres grávidas que eram portadoras assintomáticas de GBS foi estimado em 18,5% num estudo realizado em 2015 em Berlim por M Kunze et al. em amostras vaginais e vagino-rectais colhidas antes do parto entre 35 e 37 semanas de gestação. As amostras intraparto foram exclusivamente vaginorrectais, com uma prevalência de colonização materna por GBS de 17% (11).

Bassir A et al (6) publicaram em 2016 o seu estudo realizado em Marrocos, na região de Marraquexe, com uma prevalência de 20,2% de portadores de GBS em amostras vaginais.

Moraleda C et al (15) estimaram em 24% a prevalência do transporte de GBS em mulheres grávidas com idades compreendidas entre os 34 e os 37 anos na região de Rabat, em 2017, em esfregaços vaginais-rectais.

Na Tunísia, Skhiri I, com base em esfregaços vaginais, encontrou uma prevalência de 7,3% num estudo realizado em 2010 na região de Monastir (7).

II. Factores que influenciam a prevalência

A variabilidade na prevalência do transporte de GBS depende do local de amostragem, da população estudada, do meio de cultura utilizado e do termo de rastreio.

1. Termo de rastreio

A colonização rectal e vaginal pelo estreptococo B pode ser persistente, transitória ou intermitente. Alguns autores acreditam que praticamente todas as mulheres grávidas são colonizadas em algum momento durante a gravidez (17). A relação entre o transporte durante a gravidez e o transporte no parto é imprevisível (18).

De acordo com uma série de artigos publicados em 2010 por Valkenburg-van den Berget al, o valor preditivo positivo diminui quando o intervalo entre as culturas pré-natal e do parto aumenta, particularmente quando excede as 6 semanas. Além disso, é possível que as mulheres cujo rastreio foi negativo no início da gravidez possam ter contraído SGB mais tarde, uma vez que a colonização por SGB não é constante. Por este motivo, os Centros de Controlo e Prevenção de Doenças (CDCP) recomendam vivamente a colheita de culturas reto-vaginais durante o período pré-natal de 35-37 SA (19).

Embora o transporte vaginal seja muito inconstante durante a gravidez, Boyer mostrou que todas as parturientes que tinham um PV (+) menos de 6 semanas antes do parto o tinham durante o parto (20).

2. Local de amostragem

O Streptococcus B coloniza mais a região genital do que o canal vaginal. O local mais adequado para a colheita de amostras é a parte distal da vagina, sem atingir o colo do útero e a zona genital (21,22).

A colheita de amostras das regiões vaginal e rectal permite obter uma percentagem significativamente mais elevada de colonização por GBS, uma vez que as amostras vaginais ou cervicais não são óptimas e conduzem a uma redução de 40% dos resultados positivos. Embora as zaragatoas perianais possam ser equivalentes às zaragatoas rectais, a recolha desta amostra pode não ser adequada na população em geral e não foi formalmente aprovada (23).

Em 2011, o ACOG reiterou a importância da colheita de esfregaços vaginais e rectais (a partir da parte inferior da vagina e depois através do canal anal)(24).

Meyn et al. acreditam que a prevalência da colonização por GBS se deve mais à colonização rectal do que à vaginal e que a localização rectal é o único fator determinante da localização vaginal (25).

III. FACTORES DE RISCO PARA A COLONIZAÇÃO MATERNA Factores de risco para a colonização materna

Muitos estudos centraram-se no SGB e nas suas propriedades microbiológicas, mas poucos identificaram os factores de risco para o transporte materno.

Na Argélia, um estudo realizado em 2017 encontrou uma prevalência de transporte vaginal de GBS de 22,6% e não encontrou factores de risco relacionados com antecedentes obstétricos que favorecessem o transporte vaginal de GBS (16).

Em 2015, Cools P et al identificaram factores de risco para o transporte de GBS, nomeadamente relações sexuais recentes, duchas higiénicas, colonização por Candida Albicans e a presença de um ectrópio cervical. As mulheres tinham duas vezes mais probabilidades de serem colonizadas por GBS quando lavavam o interior da vagina com uma substância que não fosse água, como água misturada com vinagre ou produtos anti-sépticos, uma prática comum em África, do que as mulheres que não lavavam o interior da vagina. Também levantaram a hipótese de que a atividade sexual durante a gravidez poderia levar a uma breve colonização temporal da vagina por GBS. No entanto, os seus resultados não atingiram significância, provavelmente devido à pequena dimensão da amostra (26).

Segundo Mitima et al., a colonização materna por GBS é de 20% na RD Congo e está significativamente associada a um baixo nível de educação, a infecções do trato geniturinário durante a gravidez, à infeção por VIH e a uma história de aborto e/ou parto prematuro (10).

O estatuto socioeconómico pode refletir-se indiretamente no nível de educação e na situação de emprego. A falta de educação foi identificada como um fator de risco para a colonização por GBS, ao passo que o desemprego não o foi (13,27).

Arain F R et al verificaram na Arábia Saudita que a colonização materna por GBS estava significativamente associada ao tipo de trabalho efectuado pelas mulheres, com as donas de casa e os médicos a terem uma incidência muito significativa. Nem a primiparidade nem a multiparidade foram associadas à colonização materna (12).

Um estudo sul-africano de 340 mulheres mostrou que a história de nado-morto, aborto espontâneo, falta de educação e serologia VIH(+) eram factores de risco para o transporte materno de SGB (13).

Numa análise ajustada realizada na Gâmbia em 2015, a hemoglobina materna

<10 g/dL e um historial de mais de um nado-morto foram associados a um risco acrescido de colonização por GBS pela mãe no momento do parto (14).

Em Marraquexe, um estudo de 2016 não encontrou factores de risco associados ao transporte materno de SGB. A idade, a paridade, a idade gestacional e os antecedentes ginecológicos e obstétricos não tiveram influência (6).

Um estudo publicado em 2009 no Reino Unido concluiu que a infeção por SGB no recém-nascido estava fortemente associada ao transporte materno crónico de SGB (28).

Nem a idade gestacional e a paridade, nem uma história de aborto espontâneo (SCF) ou diabetes foram considerados factores de risco associados à SGB no estudo conduzido por M.UDAHEMUKA (29).

Na Tunísia, Skhiri I estudou os factores de risco para o transporte materno de GBS em 2010 e identificou uma associação significativa entre o transporte de GBS e o baixo nível de escolaridade, a história prévia de SCF e a diabetes gestacional (7).

No nosso estudo ajustado, os factores de risco para o transporte vaginal de SGB foram a residência rural e uma história de diabetes. A história de

A utilização do SGB foi significativa mas eliminada após a regressão logística binária.

Não foi possível estabelecer uma relação de causa e efeito entre a diabetes gestacional e a SGB; a diferença entre os dois grupos não foi significativa (p=0,181).

IV. O transporte vaginal e a evolução da gravidez

Várias séries na literatura estudaram o efeito do transporte do Streptococcus do grupo B no decurso da gravidez e as suas consequências para o parto.

1. MFIU

De acordo com uma meta-análise efectuada em 2017 em diferentes continentes e regiões do mundo, A C. Seale et al. Seale et al. estimam que a SGB é provavelmente responsável por mais MFIU do que a morte neonatal.

Seale et al. estimam que 1% de todas as UFIDs nos países desenvolvidos e 4%

em África estão associadas ao SGB (30).

Dois estudos britânicos concluíram que a doença do SGB em mulheres grávidas está fortemente associada à mortalidade pré e pós-natal (31,32).

De acordo com um estudo realizado no Quénia em 2016, o SGB é uma causa importante e potencialmente evitável de RCIU e de morte neonatal. Mesmo assim, as incidências encontradas são todas subestimadas(33).

De acordo com um estudo realizado na Reunião, as infecções perinatais foram a principal causa de IU (26,4% dos casos), sendo o estreptococo B o germe mais frequente (34).

Na nossa série, foram registadas oito MFIU. No entanto, não foi possível estabelecer uma relação causal. A diferença entre os dois grupos foi estatisticamente insignificante.

2. RPM, prematuridade e RCIU

Heath P T et al referiram que a rutura prematura das membranas era um fator importante associado à infeção do recém-nascido por SGB. A prematuridade foi associada ao SGB, mas não atingiu significância (28).

Uma meta-análise de Bianchi-jassir et al. publicada em 2017, que incluiu 45 estudos, a maioria dos quais de países desenvolvidos, incluindo 8 dos Estados Unidos e 22 da Europa, encontrou uma clara associação entre o GBS e o nascimento prematuro. Assim, houve evidência de uma associação entre a colonização materna por GBS e a prematuridade em estudos de coorte e transversais (hazard ratio [HR], 1,21 [intervalo de confiança de 95% {CI}, .99-1,48]; P = 0,061) e em estudos de caso-controlo (odds ratio [OR], 1,85 [IC 95%, 1,24 a 2,77]; P = 0,003) (35).

M.UDAHEMUKA, no seu estudo realizado em Rabat em 2013, não relacionou o estreptococo B com a ocorrência de DAP durante a gravidez (29).

Num estudo coreano, Kim et al. não identificaram quaisquer factores associados ao SGB, mas a PMR de 18 horas ou mais foi associada a uma elevada prevalência de colonização por SGB, mas não de forma significativa (p=0,079) (36).

Um estudo publicado em 2014 relatou que a bacteriúria por GBS, prematuridade <37 SA e PMR >18h foram fatores de risco associados à infeção neonatal por GBS (23).

Para Hornik, o RCIU está fortemente associado à SGB (37).

Outros estudos não encontraram correlação entre o atraso de crescimento intrauterino e o estreptococo B (13,38).

Na nossa série :

- O RCIU foi estatisticamente associado ao transporte de estreptococos do grupo B, mas não foi significativo na regressão multivariada (p=0,046).
- Não foi encontrada uma correlação estatisticamente significativa entre a prematuridade e o transporte de estreptococos B (p=0,577).
- A MTR pré-termo após o rastreio foi registada em 17 doentes, incluindo um com SGB. A diferença entre os dois grupos não foi significativa.

V. Fator de transmissão materno-fetal

Desde os anos 70, a incidência da septicemia estreptocócica do grupo B e da meningite neonatal aumentou consideravelmente em todos os países industrializados. Afectam entre 0,5 e 1% dos recém-nascidos nos países desenvolvidos e 3 a 5% nos países em desenvolvimento, com uma taxa de mortalidade de cerca de 20% (16). A infeção bacteriana neonatal de início precoce (EBNI) deve-se quase exclusivamente à transmissão materno-fetal. A transmissão ocorre por via ascendente ou durante a passagem pelo trato vaginal, e muito raramente por via hematogénica (3).

Le Doare et al constataram que a presença no parto de uma parteira em vez de uma assistente de parto qualificada e o parto durante a estação húmida ou o calor seco estavam associados a um risco acrescido de colonização de GBS pela mãe durante o parto (14).

Dahan-Saal,J et al. demonstraram o papel protetor da cesariana e da profilaxia antibiótica intraparto (IPP) na transmissão vertical do GBS. A obesidade materna e a prematuridade tardia não são consideradas factores determinantes em si, mas sim factores que favorecem a transmissão do SGB (39).

No Reino Unido, Heath et al encontraram uma associação altamente significativa entre a infeção do recém-nascido por SGB e a febre materna intraparto (28).

A febre materna intraparto (temperatura >38°) foi considerada um fator de risco associado à infeção neonatal por SGB (23,40).

No nosso estudo, nenhum fator foi significativamente associado ao transporte de SGB. Nenhuma das pacientes do grupo do estreptococo B+ desenvolveu febre intraparto (p=0,917).

VI. Nova mãe colonizada

1. Apgar

O problema de Apgar tem recebido pouca atenção nas várias séries publicadas na literatura.

A pontuação média de Apgar aos cinco minutos para Jerbi et al. foi de 9,73, com uma diferença não significativa (p=0,8) (41).

Do mesmo modo, em 2010, Skhiri não encontrou qualquer diferença significativa entre os bebés de mães tratadas e os de mães não tratadas.

2. Infeção do recém-nascido

2.1. Incidência de IFM com apoio orçamental geral

A incidência global varia entre 0,2 e 10 por 1000 nados-vivos, consoante o país e o facto de se ter ou não em conta as infecções prováveis(42).

Quadro XVI: Taxas de infeção por SGB por nado vivo de acordo com a literatura

País	Ano	Incidência de infeção
Estados Unidos (43)	1990	1.7 %%
Carolina do Norte/ Estados Unidos (44)	1997-2001	3.5 %
Estados Unidos(43)	2000	0.25 %
Carolina do Norte/ Estados Unidos (44)	2002-2010	2.6 %
Reino Unido (45)	2004-2007	0.52 %
França (46)	2005	8.15 %
Inglaterra (47)	2006-2008	0.9 %

No estudo efectuado por Muris et al. com base nas recomendações da Anaes, o protocolo revelou-se eficaz na redução do número de infecções materno-fectais, sem aumentar o número de infecções por outros germes que não o SGB, e sem aumentar o número de crianças hospitalizadas por suspeita de infeção (40). A taxa de mortalidade por SGB baixou de 20-50% em 1999 para 5% em 2005 nos Estados Unidos (48).

2.2. Cuidados neonatais

De acordo com as recomendações do CDC, revistas em 2010, o tratamento dos recém-nascidos de mães portadoras positivas que receberam profilaxia antibiótica inclui (49):

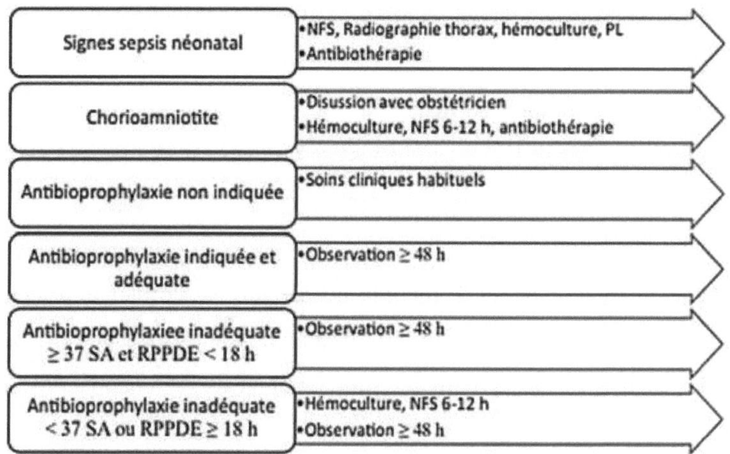

Figura 1: Algoritmo para o tratamento de recém-nascidos (49).

A COFN sugeriu uma série de variantes a este algoritmo (50) :

- As indicações para a punção lombar (PL) foram clarificadas: se a história obstétrica não identificar quaisquer factores de risco de sépsis, é permitido um período de observação de 4 a 6 horas. A punção lombar continua a ser indicada se a hemocultura (HC) for positiva, se os dados biológicos forem sugestivos de infeção bacteriana e nos recém-nascidos que não respondem à antibioterapia convencional;
- em caso de IPA inadequada numa criança assintomática (excluindo a corioamniotite):

J Rutura prolongada da bolsa de água (RPPDE) < 18 h: o acompanhamento clínico foi alargado para 35-36 SA,

J RPPDE 18 h e > 37 SA: foi recomendada a monitorização clínica,

J prematuridade <37 SA: não é necessária hemocultura (exceto se for decidida uma terapêutica antibiótica), é possível a PCR às 6-12 h.

As principais alterações nas novas recomendações da Haute Autorite de Sante (HAS) 2017(51)

- A utilização de TBAs em recém-nascidos assintomáticos deve ser a exceção e não a regra.
- A deteção precoce de sinais de infeção é essencial para não atrasar o início

da terapêutica antibiótica, dados os efeitos adversos conhecidos na morbilidade e mortalidade.

- A monitorização clínica normalizada nas maternidades deve ser preferida à terapia antibiótica probabilística em bebés assintomáticos. A formação e o apoio às equipas de saúde na implementação dessa monitorização são essenciais para o seu sucesso e eficácia.
- O papel da PCR e da PCT medida no sangue do cordão umbilical e no período pós-natal no início, na descontinuação e na monitorização do TBA deve ser clarificado num futuro próximo e complementar as recomendações de 2017 da HAS.

Na nossa série, o tratamento neonatal não dependeu do número de doses recebidas pela mãe, mas temos :

- Realiza esfregaços periféricos em recém-nascidos de mães com SGB que deram à luz por via vaginal (4 recém-nascidos hospitalizados e 5 recém-nascidos não hospitalizados beneficiaram destes testes).
- Efetuar um teste de PCR na H12 e H24 em todos os recém-nascidos de mães positivas.
- Monitorizar todos os recém-nascidos durante pelo menos 24 horas.
- Previsão de recolha centralizada de amostras em caso de aparecimento de sinais clínicos, associados ou não a perturbações biológicas.

VII. Estratégia de rastreio e diagnóstico

1. Diagnóstico+ pré-natal; Para quem

1.1. De acordo com o Royal College of Obstetricians and Gynaecologists (RCOG) 2017 do Reino Unido (UK).

O Comité Nacional de Rastreio não recomenda o rastreio bacteriológico universal do SGB. A sua opinião é que não existem provas claras que demonstrem que o rastreio do SGB seria sistematicamente mais benéfico do que prejudicial. As razões citadas são as seguintes:

- Muitas mulheres são portadoras da bactéria e, na maioria dos casos, os seus bebés nascem bem e sem desenvolver uma infeção.

- O rastreio das mulheres no final da gravidez não pode prever com exatidão quais os bebés que irão desenvolver a infeção por SGB.
- Nenhum teste de despistagem é totalmente exato. Entre 17% e 25% das mulheres que têm um esfregaço vaginal positivo entre as 35 e as 37 semanas de gestação serão negativas para o GBS no momento do parto. Entre 5% e 7% das mulheres que são negativas para o GBS entre as 35 e as 37 semanas de gestação serão negativas para o GBS na altura do parto.
- Além disso, muitos bebés com infeção grave por SGB nascem prematuramente, antes da altura sugerida para o rastreio.
- A atribuição de um PIA a todas as portadoras de SGB significaria que um grande número de mulheres receberia um tratamento de que não necessitava, o que poderia aumentar as consequências nocivas para a mãe e para o bebé.

É por esta razão que o rastreio do GBS em todas as mulheres grávidas não é proposto por rotina no Reino Unido (52).

1.2. De acordo com o Conselho da Sociedade de Obstetras e Ginecologistas do Canadá 2018

Oferecer a todas as mulheres o rastreio da colonização por estreptococos do grupo B às 35 - 37 semanas de gestação, através de uma cultura de uma zaragatoa da vagina, em primeiro lugar, e depois do reto (para além do esfíncter anal). (II-1A) Esta abordagem também é aplicável às mulheres que têm uma cesariana programada devido ao risco de parto ou rutura de membranas antes da data programada para a cesariana (53).

2. Métodos de diagnóstico microbiológico

França 2014

Em França, são comercializados vários meios selectivos ou cromogénicos para o isolamento e identificação de S. Agalactie, o que facilita o rastreio pré-natal. Estão também disponíveis testes de diagnóstico rápido baseados em técnicas imunológicas ou de biologia molecular para grávidas hospitalizadas que não tenham podido beneficiar de um rastreio prévio (rutura prematura das membranas, ameaça de parto prematuro, falta de acompanhamento médico, etc.). O dispositivo imuno-ótico StrepB OIAW, baseado no reconhecimento de antigénios específicos de S. agalactie a partir de amostras biológicas, fornece um resultado em menos de 30 minutos, mas carece de sensibilidade. As técnicas de biologia molecular, em particular a reação em cadeia da polimerase (PCR), por outro lado, têm uma excelente sensibilidade e especificidade, e a disponibilidade de kits comerciais e sistemas automatizados significa que podem agora ser utilizadas à cabeceira do doente. Nos EUA e no Canadá, estas técnicas são recomendadas para mulheres de termo com estado de portador desconhecido (54).

Reino Unido 2017

Recomenda-se a realização de testes com meios de cultura enriquecidos. O médico deve indicar que a zaragatoa foi colhida para pesquisa do GBS.

Não é recomendada a reação em cadeia da polimerase ou qualquer outro teste de rastreio realizado perto da paciente em trabalho de parto prematuro.

As provas não sugerem que a utilização da tecnologia de reação em cadeia da polimerase para testes em ambiente hospitalar seja viável nos serviços de maternidade do Reino Unido. A tecnologia de testes junto do doente continua a melhorar e é possível que venha a trazer benefícios no futuro.

Canadá 2018

As diretrizes do CDC de 2010 indicam que um teste de rastreio intraparto útil deve ser simples, ter um tempo de resposta inferior a 30 minutos e ter uma sensibilidade e especificidade de 90%. Esta técnica seria reservada a hospitais com um laboratório de diagnóstico capaz de efetuar o rastreio por PCR em tempo real, com um desempenho de PCR válido e medidas de controlo de qualidade adequadas. Um estudo que compara o rastreio intraparto da infeção por GBS de início precoce por PCR (teste Xpert GBS) com o rastreio pré-natal por cultura de uma zaragatoa colhida na parte inferior da vagina, em termos de custos diretos e resultados estimados (incluindo os custos associados ao rastreio e à hospitalização), concluiu que a PCR estava associada a uma maior taxa de deteção de colonização por GBS (16,7% vs 11,7%).

Graças a técnicas melhoradas, o rastreio do GBS pode ser substituído pelo rastreio intraparto por PCR em algumas instituições (53).

3. Tratamento terapêutico e profilaxia antibiótica

3.1. Indicações

Canadá 2018

Devido à associação entre colonização intensa e infeção neonatal de início precoce, administrar profilaxia antibiótica intravenosa para estreptococos do grupo B nos seguintes casos, no momento do início do trabalho de parto ou da rutura das membranas:

- todas as mulheres com resultados positivos (indicando a presença de estreptococos do grupo B) no rastreio baseado em culturas de uma zaragatoa vaginal/rectal obtida entre as 35 e as 37 semanas de gestação (II-2B);
- qualquer mulher que já tenha dado à luz uma criança com infeção estreptocócica do grupo B (II-3B);
- qualquer mulher com bacteriúria estreptocócica do grupo B documentada (independentemente da contagem de unidades formadoras de colónias) na gravidez atual. (II-2A)

Administrar profilaxia antibiótica intravenosa para os estreptococos do grupo B durante um mínimo de 48 horas a todas as mulheres com menos de 37 semanas de gestação em trabalho de parto ou com rutura de membranas, exceto se tiver sido obtido um resultado negativo nas cinco semanas anteriores através de um teste rápido baseado em ácidos nucleicos ou de uma cultura de esfregaço vaginal/rectal (II-3A).

Administrar (por via intravenosa) antibióticos de largo espetro destinados a combater a corioamniotite e os estreptococos do grupo B a todas as mulheres que apresentem febre intraparto e sintomas de corioamniotite (independentemente da idade gestacional ou do estatuto de estreptococo do grupo B).

REINO UNIDO 2017

O tratamento pré-natal para a colonização vaginal ou rectal não reduz o risco de colonização por GBS na altura do parto, pelo que não está indicado antes do início do trabalho de parto. A PIA deve ser indicada para mulheres colonizadas com GBS.

A bacteriúria por GBS está associada a um maior risco de corioamniotite e de doença neonatal, embora não seja possível quantificar estes riscos com exatidão. As mulheres com bacteriúria por GBS devem receber tratamento anti-infecioso. As mulheres com infeção do trato urinário por GBS durante a gravidez (crescimento superior a 10*5 cfu / ml) devem receber tratamento adequado no momento do diagnóstico e durante o parto.

As mulheres que apresentem febre >38C devem receber um IPB de largo espetro que cubra o GBS, a ser adaptado de acordo com os resultados do antibiograma.

As mulheres que não são reconhecidamente portadoras de SGB e que entram em trabalho de parto pré-termo devem ser tratadas com IAP. Este tratamento antibiótico não é recomendado para mulheres que não estão em trabalho de parto e que têm uma cesariana programada com membranas intactas.

3.2. Meios terapêuticos

Canadá 2018

1. Penicilina G (Peni G), 5 milhões de unidades IV, depois 2,5 a 3,0 milhões de 4 em 4 horas, até ao parto ou
2. Quando a doente é alérgica à penicilina, mas está exposta apenas a um risco reduzido de anafilaxia: cefazolina, 2 g IV, depois 1 g de 8 em 8 horas até ao parto ou
3. Quando a doente é alérgica à penicilina e tem risco de anafilaxia: clindamicina, 900 mg IV de 8 em 8 horas até ao parto (quando o isolado é sensível à clindamicina sem resistência induzida), ou vancomicina, 1 g IV de 12 em 12 horas até ao parto.

REINO UNIDO 2017

Nas mulheres em que a DPI tenha sido indicada, deve ser administrada benzilpenicilina. Uma vez iniciado, o tratamento deve ser administrado regularmente até ao parto.

Recomenda-se a administração de 3 g de benzilpenicilina por via intravenosa logo que possível após o início do trabalho de parto e 1,5 g de 4 em 4 horas até ao parto. Para otimizar a eficácia da PIA, a primeira dose deve ser administrada pelo menos 4 horas antes do parto.

Se a história for sugestiva de alergia aos beta-lactâmicos, mas não for grave (ou seja, sem anafilaxia, angioedema, dificuldade respiratória (DR) ou urticária), pode ser administrada uma cefalosporina intravenosa (cefuroxima, dose de carga de 1,5 g seguida de 750 mg de 8 em 8 horas). Se a alergia aos beta-lactâmicos for grave, recomenda-se a administração de vancomicina intravenosa (1g de 12 em 12 horas).

4. Recomendações revistas

A implementação generalizada de programas de prevenção da infeção por SGB desde o início dos anos 2000 permitiu analisar a sua eficácia e identificar os riscos da antibioticoterapia prescrita a quase 30% das grávidas e a 2-10% dos recém-nascidos(55). Estas considerações levaram a alterações nas recomendações a partir de 2010.

4.1. No Reino Unido (RCOG)

Em julho de 2012, o RCOG publicou uma atualização das suas recomendações. O rastreio sistemático do transporte de SGB ainda não era recomendado.

Esta posição foi justificada pela baixa taxa de infeção neonatal precoce no Reino Unido (0,50/1000), que é próxima da registada nos Estados Unidos após a implementação do rastreio sistemático, e pelas conclusões de uma revisão da Cochrane que não demonstrou qualquer efeito comprovado na redução da mortalidade relacionada com o SGB (56). No que respeita ao tratamento neonatal, o RCOG apenas exige antibioticoterapia imediata na presença de sinais clínicos de NPI. Noutras situações, é sugerido um período de observação clínica de 24 horas, sem quaisquer testes biológicos adicionais (57).

4.2. Recomendações do CDC, da Academia Americana de Pediatria (AAP) e do Comité do Feto e do Recém-Nascido (COFN)

Em 2010, o CDC publicou recomendações revistas aprovadas pela AAP e pelo COFN em 2011(49,58). Em 2012, o COFN publicou recomendações sobre o manejo de recém-nascidos com suspeita ou comprovação de NPI, especificando as indicações para avaliação biológica e a duração da antibioticoterapia (59). Em 2013, Polin, o primeiro autor deste texto, esclareceu a posição do COFN devido a discrepâncias nos algoritmos de manejo entre as recomendações do CDC de 2010 e as do COFN em 2012 (50).

No que respeita à prevenção primária em mulheres grávidas, as principais alterações dizem respeito :

- descrição dos meios de cultura selectivos suplementados com antibióticos ou dos meios cromogénicos a utilizar no rastreio pré-natal do EBG, a fim de aumentar a sensibilidade;
- a possibilidade de utilizar testes rápidos de rastreio do GBS por reação em cadeia da polimerase (PCR) intraparto, reservando-os para situações em que a colonização por GBS não é conhecida no termo;
- precisão do algoritmo para indicações de PIA em casos de ameaça de parto prematuro e RPM pré-termo; antibioterapia em doentes alérgicas à penicilina: cefazolina em casos de baixo risco anafilático, clindamicina ou vancomicina em casos de alto risco anafilático de acordo com o antibiograma;
- 1 AIP adequada definida como pelo menos 4 horas de penicilina, ampicilina ou cefazolina.

VIII. Limitações do estudo

No decurso do nosso trabalho, fomos confrontados com uma série de factores que limitaram o nosso estudo:

- A ausência de uma zaragatoa rectal combinada com uma zaragatoa vaginal.
- Não utilização de um meio de transporte não nutritivo.
- A utilização de um meio enriquecido e seletivo, é certo, mas como recomendado (não utilizámos o meio Todd-Hewitt).

- A população alvo: as pacientes rastreadas na nossa série foram aquelas que visitaram a maternidade por uma razão ou outra durante o terceiro trimestre, o que tornou a amostra não representativa, criando um viés de seleção que levou a uma subestimação da taxa.
- Um número não negligenciável de mulheres que foram submetidas a uma PV perdeu o seguimento.
- O pequeno número de pacientes grávidas colonizadas por GBS rastreadas durante este período.

Uma vez que os nossos resultados se baseiam numa conceção de estudo observacional e não experimental, podem ser explicados por outros factores que não o programa de rastreio.

IX. Perspectivas

1. Desinfeção vaginal

Tendo em conta os resultados dos vários estudos efectuados sobre a gravidade da infeção por SGB nos recém-nascidos e parturientes, parece relativamente importante continuar a sensibilizar os profissionais de saúde para a importância de uma política de rastreio bem conduzida.

A baixa frequência de lavagem diária das mãos por parte da equipa de enfermagem foi associada à colonização materna com GBS (60).

Um estudo realizado por Foxman B et al. não encontrou uma associação significativa entre o transporte de GBS e as práticas de lavagem das mãos, embora tenha havido uma tendência decrescente na incidência com o aumento da frequência da lavagem das mãos para o tipo capsular V e todos os tipos capsulares combinados (61).

Deve ser considerada a possibilidade de fornecer informações às potenciais pessoas que recolhem amostras sobre as condições em que deve ser colhida uma amostra vaginal como parte do rastreio do EBG (62).

As condições de higiene devem ser respeitadas e as mãos devem ser lavadas num hospital ou esfregadas com uma solução hidroalcoólica antes do procedimento (62).

2. Vacinação

A incidência crescente de infecções por Streptococcus B em adultos e a ineficácia da profilaxia antibiótica na redução de infecções neonatais tardias demonstram a importância de desenvolver novos meios de prevenção.

Uma das abordagens preferidas é a vacinação, que preveniria as infecções em adultos e as infecções neonatais através da transmissão de anticorpos maternos ao recém-nascido.

As proteínas de superfície do GBS também têm sido estudadas como potenciais componentes de vacinas. Uma proteína de superfície imunogénica conservada em todas as estirpes de Streptococcus B seria um alvo ideal para a vacina. Além disso, a estratégia de vacinologia inversa baseada na identificação de alvos de vacinas através da análise genómica, já aplicada para o serótipo B da Neisseria meningitidis, foi utilizada para o GBS. As proteínas candidatas são identificadas, produzidas e depois testadas em modelos animais. Foram selecionados vários alvos de vacinas (a proteína segregada Sip e três componentes pili) mas, até à data, esta abordagem não conduziu à identificação de um antigénio universal (54).

De acordo com a Organização Mundial de Saúde (OMS) 2017, não existe atualmente uma vacina preventiva contra o SGB, mas a imunização materna com vários serótipos de polissacáridos capsulares anti-SGB conjugados com proteínas pode reduzir o risco de doença em recém-nascidos e crianças pequenas através da passagem transplacentária de imunoglobulinas protectoras. Estão também a ser avaliadas vacinas candidatas à base de proteínas (63).

O potencial impacto da introdução da vacina na utilização de antibióticos perinatais é um aspeto crítico que tem de ser avaliado tendo em conta o problema global da resistência antimicrobiana e os dados emergentes sobre a importância de preservar o microbioma neonatal (63).

CONCLUSÃO

O Streptococcus do grupo B, ou Streptococcus Agalactiae, foi identificado como a principal causa de infecções bacterianas invasivas em recém-nascidos.

Esta bactéria coloniza intermitentemente a cavidade vaginal de várias mulheres, que são consideradas portadoras "saudáveis".

A transmissão ocorre por via ascendente ou durante a passagem pelo canal de parto vaginal e, muito raramente, por hematogénese.

A prevalência do transporte de SGB a nível mundial está estimada em 18%, com uma média que varia entre 11% e 35%.

Foram apresentadas recomendações, sendo a superioridade da estratégia baseada no rastreio sistemático de todas as mulheres grávidas, idealmente entre as 35 e as 37 semanas de amenorreia, seguido de tratamento antibiótico profilático intraparto para as mulheres colonizadas.

Mesmo uma adesão perfeita às diretrizes de prevenção recomendadas não permitiria a prevenção completa da infeção neonatal por SGB, razão pela qual nos propusemos avaliar a proporção de estreptococos B na prática diária na nossa maternidade através de um estudo transversal com o objetivo de :

- Determinar a prevalência do transporte vaginal do estreptococo B no terceiro trimestre de gravidez.
- Identificar os principais factores de risco para a portagem.
- Definição de uma estratégia de rastreio do estreptococo B.
- Determinar os meios de diagnóstico e terapêuticos do transporte vaginal de GBS.

Foi efectuado um estudo transversal no serviço de ginecologia obstétrica do Hospital Universitário de Monastir, que incluiu 330 mulheres no terceiro trimestre de gravidez, rastreadas a partir das 34 semanas de gestação.

Os doentes foram excluídos do estudo:

- Sinais clínicos (leucorreia; contracções uterinas; PNAg ou RPM)
- Tinha recebido antibióticos 15 dias antes.

Testámos o estreptococo B através de uma zaragatoa vaginal na clínica pré-natal entre as 34 e as 38 semanas de gestação.

De acordo com as recomendações da ANAES publicadas em setembro de 2001, a colheita do esfregaço vaginal foi efectuada na sala de exame, com a parturiente em posição ginecológica, com uma zaragatoa sem espéculo, varrendo o terço inferior da vagina até ao vestíbulo e vulva, sem atingir a bolsa vaginal posterior e sem colheita de esfregaço rectal associada.

A amostra foi entregue rapidamente ao laboratório de bacteriologia, sem qualquer meio de conservação, em meia hora.

As doentes identificadas como positivas para o estreptococo B receberam antibioterapia intravenosa adequada a partir do momento em que entraram em trabalho de parto e os seus recém-nascidos foram monitorizados clinicamente com amostras periféricas e cinética da PCR.

A taxa de transporte na nossa série foi de **8,8%.**

Mais de metade das mulheres eram de origem urbana. A história de diabetes foi registada em 8,2% dos casos. A primiparidade foi registada em 35,5% dos casos. A FCS foi predominante em 73 pacientes, ou seja, 22,1% dos casos. Dezasseis doentes tiveram gravidezes múltiplas, duas das quais trigémeas.

A diabetes gestacional foi registada em 27,9% dos casos. 5,2% das mulheres tiveram PPROM pré-termo após PV, 51 IUGR (15,6% dos casos). A prematuridade foi registada em 24% dos casos. Registaram-se 8 casos de MFIU, ou seja, 2,4% dos casos.

A molécula de escolha para a profilaxia antibiótica foi o Totapen em 77,22% dos casos. Nos casos de alergia, foi utilizado um macrólido.

Quatro recém-nascidos de mães portadoras do estreptococo B deram entrada no hospital.

Os factores associados ao transporte do estreptococo B foram :

- Origem rural (p=0,027).
- Historial de diabetes ($p<10^{-3}$)
- Transporte prévio de estreptococo B (p=0,007).
- RCIU (p=0,046).

Os factores de risco para o transporte de estreptococos B foram :

- viver em zonas rurais OR = 2,7; IC [1,084 -6,764], p=0,033
- $^{-3}$história de diabetes OR = 27,6; IC [10,498-72,536], $p<10$.

A IFM é frequente. A morbilidade e a mortalidade que lhe estão associadas reflectem a sua gravidade, apesar dos progressos no tratamento. Por conseguinte, é necessário aumentar os esforços de prevenção pré-natal e tomar decisões de tratamento antibiótico para recém-nascidos com suspeita de infeção adaptadas à epidemiologia microbiana (64).

O protocolo de rastreio deve ser elaborado por uma equipa multidisciplinar que inclua obstetras, parteiras, neonatologistas e bacteriologistas.

Estudos multicêntricos racionais, como o realizado no Reino Unido(57) e o de Neal j Russel et al.(4), poderiam dar uma ideia mais precisa da frequência de transporte e dos métodos de estabelecimento e aplicação de um protocolo de rastreio.

As técnicas antigénicas para a deteção rápida deste tipo de transporte podem ser úteis em certos casos, desde que sejam validadas e que o seu custo seja tido em conta.

A tendência das recomendações recentes é limitar a necessidade de investigações adicionais e de antibioterapia probabilística em situações de baixo risco, em favor de um acompanhamento clínico rigoroso. A separação da mãe e do filho, o risco de desenvolvimento de resistência aos antibióticos, as complicações iatrogénicas durante a hospitalização e as consequências a longo prazo do tratamento com antibióticos nos primeiros dias de vida devido a alterações na macrobiota justificam esta abordagem.

No entanto, mesmo a adesão perfeita às diretrizes de prevenção recomendadas não evitaria completamente a infeção neonatal por SGB e, apesar dos esforços feitos, uma proporção significativa de sequelas neurológicas permanentes e de mortalidade continuaria a ocorrer. A vacinação das mulheres grávidas é uma estratégia importante e desejável para garantir a manutenção dos níveis de proteção.

Está atualmente a ser testada uma vacina conjugada trivalente (serótipos Ia, Ib e

III) em mulheres grávidas saudáveis, o que acabará por reduzir não só o peso da infeção neonatal precoce (ENI), mas também o dos nascimentos prematuros relacionados com o GBS e a infeção neonatal tardia.

Tendo em conta o que precede, esta era pré-vacinal sublinha a importância de manter sistemas de vigilância para monitorizar o impacto de futuras vacinas e para apoiar estratégias eficazes de prevenção da doença do SGB em recém-nascidos (65).

BIBLIOGRAFIA

1. Quentin R, Morange-Saussier V, Watt S. Gestão de Streptococcus agalactiae em obstetrícia. J Gynecol Obstet Biol Reprod. 2008; 31 (Suppl 6):65-73.

2. Assouik F,Z. Transporte vaginal de Streptococcus do grupo B em mulheres. http://ao.um5s.ac.ma/xmlui/handle/123456789/361, acedido em 13 de julho de 2019

3. Thibaudon Baveux C, Stroebel Noguer A, Boulard Mallet I, Djavadzadeh-Amini M, Kacet N, Truffert P, et al. Prevention des infections bacteriennes neonatales precoces a streptocoque B. J Gynecol Obstet Biol Reprod. 2008;37(4):392-9.

4. Russell N J, Seale A C, O'Driscoll M, O'Sullivan C, Bianchi-Jassir F, Colonização materna com Streptococcus do Grupo B e distribuição de sorotipos em todo o mundo: revisão sistemática e meta-análises. Clin Infect Dis. 2017; 65 (suppl 2): S100-S111.

5. Chhuy T, Mansour G, Zejli A, Bouquigny C, Bock S, Abboud P, Depistage du streptocoque de groupe B pendant la grossesse: A propos de 1 674 prelevements. J Gynecol Obstet Biol Reprod. 2005;34 (4): 328-33.

6. Bassir A, Dhibou H, Farah M, Mohamed L, Amal A, Nabila S, et al. Transporte vaginal de estreptococos do grupo B em mulheres grávidas na região de Marraquexe. Pan Afr Med J.2016;23:107.

7. Skhiri Ep Bouzguenda I. Rastreio do estreptococo do grupo B em mulheres grávidas no terceiro trimestre. Th D Med, Monastir; 2010.

8. Kwatra G, Adrian PV, Shiri T, Buchmann EJ, Cutland CL, et al. SerotypeSpecific Acquisition and Loss of Group B Streptococcus Reto-Vaginal Colonization in Late Pregnancy (Aquisição e perda de colonização reto-vaginal por Streptococcus do Grupo B no final da gravidez). Plos One. 2014; 9(6):e98778.

9. Shirazi M, Abbariki E, Hafizi A, Shahbazi F, Bandari M, Dastgerdy E. The Prevalence of Group B Streptococcus Colonization in Iranian Pregnant Women and Its Subsequent Outcome. Int J Fertil Steril. 2014;7(4):267-70.

10. Mitima KT, Ntamako S, Birindwa AM, Mukanire N, Kivukuto JM, Tsongo K, et al. Prevalência de colonização por Streptococcus agalactiae entre mulheres grávidas em Bukavu, República Democrática do Congo. J Infect Dev Ctries. 2014;8(09):1195-200.
11. Kunze M, Zumstein K, Markfeld-Erol F, Elling R, Lander F, Prompeler H, et al. Comparação do rastreio pré e intraparto de estreptococos do grupo B e adesão às diretrizes de rastreio: um estudo de coorte. Eur J Pediatr.2015;174(6):827-35.
12. Arain FR, Al-Bezrah NA, Al-Aali KY. Prevalência da colonização do trato genital materno por Streptococcus do Grupo B na província ocidental, Taif, Arábia Saudita. J Clin Gynecol Obstet. 2015;4(3):258-264-264.
13. Matsiane Lekala L. Risk Factors Associated with Group B Streptococcus Colonization and Their Effect on Pregnancy Outcome (Factores de Risco Associados à Colonização por Streptococcus do Grupo B e o seu Efeito no Resultado da Gravidez). J Gynecol Obstet. 2015;3(6):121.
14. Le Doare K, Jarju S, Darboe S, Warburton F, Gorringe A, Heath PT, et al. Factores de risco para a colonização e doença por Streptococcus do Grupo B em mulheres da Gâmbia e seus bebés. J Infect. 2016;72(3):283-94.
15. Moraleda C, Ben Messaoud R, Esteban J, Lopez Y.Prevalência, resistência antimicrobiana e distribuição de sorotipos de estreptococos do grupo B isolados entre mulheres grávidas e recém-nascidos em Rabat, Marrocos. J Med Microbiol. 2018.doi:10.1099/jmm.0.000720.[Epub a Read of print].
16. Mahrane ep Bouchenou S. Infecções maternofetais a Streptococcus agalactiae: Etude du portage chez la femme enceinte, des infections neonatales et caracterisation des souches invasives. Th D Med, Alger; 2017.
17. Gibbs RS, Schrag S, Schuchat A. Perinatal Infections Due to Group B Streptococci: Obstet Gynecol. 2004;104(5, Part 1):1062-76.
18. Honderlick P, Gravisse J, Cahen P, Vignou D. Avaliação bacteriológica de seis anos de rastreio do estreptococo do grupo B (GBS) no último trimestre da gravidez. Pathol Biol. 2010; 58(2):144-6.

19. Valkenburg-van den Berg AW, Houtman-Roelofsen RL, Oostvogel PM, Dekker FW, Dorr PJ, Sprij AJ. Timing of Group B Streptococcus Screening in Pregnancy: A Systematic Review [Momento do rastreio do Streptococcus do Grupo B na gravidez: uma revisão sistemática]. Gynecol Obstet Invest. 2010;69(3):174-83.

20. Boyer KM, Gadzala CA, Kelly PD, Burd LI, Gotoff SP. Quimioprofilaxia Intraparto Selectiva da Doença Neonatal de Início Precoce por Streptococcus do Grupo B. II. Predictive Value of Prenatal Cultures (Valor preditivo das culturas pré-natais). J Infect Dis. 1983;148(5):802-9.

21. Larsen JW, Sever JL. Group B Streptococcus and pregnancy: a review. Am J Obstet Gynecol. 2008;198(4):440-50.

22. El Beitune P, Duarte G, Maffei CML, Quintana SM, De Sa Rosa E Silva ACJ, Nogueira AA. Portadores de Streptococcus do Grupo B em grávidas infectadas com HIV-1: Prevalência e factores de risco. Eur J Obstet Gynecol Reprod Biol. 2006;128(1):54-8.

23. Ahmadzia HK, Heine RP. Diagnóstico e tratamento do Streptococcus do Grupo B na gravidez. Obstet Gynecol Clin. 2014;41(4):629-47.

24. Colégio Americano de Obstetras e Ginecologistas. Opinião do Comité ACOG: número 279, dezembro de 2002. Prevenção da doença estreptocócica do grupo B de início precoce em recém-nascidos. Obstet Gynecol. 2002;100(6):1405-12.

25. Meyn LA, Krohn MA, Hillier SL. Colonização rectal por Streptococcus do grupo B como preditor de colonização vaginal. Am J Obstet Gynecol. 2009;201(1):76.e1-7.

26. Cools P, Jespers V, Hardy L, Grucitti T,. A Multi-Country Cross-Sectional Study of Vaginal Carriage of Group B Streptococci (GBS) and Escherichia coli in Resource-Poor Settings: Prevalences and Risk Factors [Estudo Transversal Multi-País sobre o Transporte Vaginal de Estreptococos do Grupo B (GBS) e Escherichia coli em Contextos de Poucos Recursos: Prevalências e Factores de Risco]. Plos One. 2016;11(1): eO148052.

27. Tsolia M, Psoma M, Gavrili S, Petrochilou V, Michalas S, Legakis N, et al. Group B streptococcus colonization of Greek pregnant women and neonates: prevalence, risk factors and serotypes. Clin Microbiol Infect. 2003;9(8):832-8.

28. Heath PT, Balfour GF, Tighe H, Verlander NQ, Lamagni TL, Efstratiou A, et al. Group B streptococcal disease in infants: a case control study. Arch Dis Child. 2009;94(9):674-80.

29. Marguerite U. Prevalência do estreptococo B em mulheres grávidas atendidas no l'hopital militaire d'instruction mohamed 5 a rabat. http://ao.um5s.aac.ma/xmlui/handle/123456789/946. acedido em 14 de julho de 2019.

30. Seale AC, Blencowe H, Bianchi-Jassir F, Embleton N, Bassat Q, Ordi J, et al. Natimorto com doença do Streptococcus do Grupo B em todo o mundo: revisão sistemática e meta-análises. Clin Infect Dis. 2017;65(suppl 2):S125-32.

31. Kalin A, Acosta C, Kurinzuk JJ. Sepsis grave em mulheres com Streptococcus do grupo B na gravidez: um estudo exploratório de controlo de caso nacional do Reino Unido. BMJO pen. 2015;5(10):e007976.

32. Deutscher M, Lewis M, Zell ER, Taylor THJr. Incidence and Severity of Invasive Streptococcus pneumoniae, Group A Streptococcus, and Group B Streptococcus Infections Among Pregnant and Postpartum Women (Incidência e gravidade de infecções invasivas por Streptococcus pneumoniae, Streptococcus do Grupo A e Streptococcus do Grupo B entre mulheres grávidas e no pós-parto). Clin Infect Dis. 2011;53(2):114-23.

33. Seale AC, Koech AC, Sheppard AE, Barsosio HC, Langat J, Anyango E, et al. Colonização materna com *Streptococcus agalactiae* e natimorto associado e doença neonatal na costa do Quénia. Nat Microbiol. 2016;1(7):16067.

34. Andriamandimbison Z, Randriambololona DMA, Rasoanandrianina BS, Hery RA. Causas de mortes fetais in utero: 225 casos no Hospital Befelatanana, Madagáscar. Medecine Sante Trop. 2013;23(1):78-82.

35. Bianchi-Jassir F, Seale AC, Kohli-Lynch M, Lawn JE, Baker CJ, Bartlett L, et al. Nascimento pré-termo associado à colonização materna por Streptococcus

do Grupo B em todo o mundo: revisão sistemática e meta-análises. Clin Infect Dis. 2017;65(suppl_2):S133-42.

36. Kim EJ, Oh KY, Kim MY, Seo YS, Shin J-H, Song YR, et al. Factores de risco para a colonização por Streptococcus do Grupo B entre mulheres grávidas na Coreia. Epidemiol Health. 2011;33:e2011010.

37. Hornik CP, Fort P, Clark RH, Watt K, Benjamin DK, Smith PB, et al. Sepsis de início precoce e tardio em bebés de muito baixo peso à nascença de um grande grupo de unidades de cuidados intensivos neonatais. Early Hum Dev. 2012;88:S69-74.

38. Klinger G, Levy I, Sirota L, Boyko V, Reichman B, Lerner-Geva L. Epidemiology and risk factors for early onset sepsis among very-low-birthweight infants. Am J Obstet Gynecol. 2009;201(1):38.e1-38.e6.

39. Dahan-Saal J, Gerardin P, Robillard P-Y, Barau G, Bouveret A, Picot S, et al. Determinantes da colonização materna por estreptococos B e factores associados à sua transmissão vertical perinatal: um estudo de caso-controlo. Gynecol Obstet Fertil. 2011;39(5):281-8.

40. Muris C, Lemonnier M, Herlicoviez M, Dreyfus M. Prevention des infections maternofctales a streptocoque B. 1. Application des recommandations de l'Anaes. J Gynecol Obstet Biol Reprod. 2010;39(7):554-9.

41. Jerbi M, Hidar S, Hannachi N, El Moueddeb S, Djebbari H, Boukadida J, et al. Risk factors for carriage of group B streptococcus in pregnant women at term: a prospective study of 294 cases. Gynecol Obstet Fertil. 2007;35(4):312-6.

42. Nizet V, Klein JO. Sepsis bacteriana e meningite. Infect Dis Fetus Newborn. 2011;7:223-64.

43. Hyde TB, Hilger TM, Reingold A, Farley MM. Trends in Incidence and Antimicrobial Resistance of Early-Onset Sepsis: Population-Based Surveillance in San Francisco and Atlanta. Pediatrics. 2002;110(4):690-5.

44. Bauserman MS, Laughon MM, Hornik CP, Smith PB, Benjamin DK, Clark RH, et al. Infecções por Streptococcus do Grupo B e Escherichia coli no berçário de terapia intensiva na era da profilaxia antibiótica intraparto. Pediatr

Infect Dis J. 2013;32(3):208-12.

45. Vergnano S, Embleton N, Collinson A, Menson E, Russell AB, Heath P. Oportunidades perdidas para prevenir a infeção pelo estreptococo do grupo B. Arch Dis Child - Fetal Neonatal Ed. 2010;95(1):F72-3.

46. Kuhn P, Dheu C, Bolender C, Chognot D, Keller L, Incidência e distribuição de agentes patogénicos na sépsis neonatal de início precoce na era dos antibióticos pré-natais. Pediatr Perinat Epidemiol. 2010;24(5):479-87.

47. Verani JR, McGee L, Schrag SJ. Prevention of perinatal group B streptococcal disease (Prevenção da doença perinatal causada pelo estreptococo do grupo B). MMWR Recomm Rep. 2010;59(RR10):1-32.

48. Phares CR, Lynfield R, Farley MM, Mohle-Boetani J, Harrison LH, Petit S, et al. Epidemiologia da doença invasiva por estreptococos do grupo B nos Estados Unidos, 1999-2005. JAMA. 2008;299(17):2056-65.

49. Verani JR, McGee L, Sharg SJ. Prevenção da doença estreptocócica perinatal do Grupo B; diretrizes revistas do CDC, 2010. MMWR. 2010;59(RR10):1-32.

50. Brady MT, Polin RA. Prevenção e Gestão de Bebés com Sepsia Neonatal Suspeita ou Comprovada. Pediatrics. 2013;132(1):166-8.

51. Gras-Le Guen C, Foix-L'Helias L, Boileau P. Infeção bacteriana neonatal precoce (PNBI): qual algoritmo de gerenciamento em 2017? Arch Ped. 2017;24:S14-7.

52. [No Authors listed]. Prevenção da Doença Neonatal Precoce por Estreptococos do Grupo B: Green-top Guideline No. 36. BJOG. 2017;124(12):e280-305.

53. Money D, Allen VM - Prevenção da infeção neonatal precoce pelo estreptococo do grupo B. J Obstet Gynaecol Can. 2018;40(8):e675-86.

54. Six A, Joubrel C, Tazi A, Poyart C. Infecções materno-lacentárias com Streptococcus agalactiae. Presse Med. 2014;43(6):706-14.

55. Van Dyke MK, Phares CR, Lynfield R, Thomas AR, Arnold KE, Craig AS, et al. Evaluation of Universal Antenatal Screening for Group B Streptococcus

(Avaliação do rastreio pré-natal universal do Streptococcus do Grupo B). N Engl J Med. 2009;360(25):2626-36.
56. Ohlsson A, Shah VS. Antibióticos intraparto para colonização materna conhecida do estreptococo do Grupo B. Cochrane Database Syst Rev. 2014;(6):CD007467.
57. Williams M. RCOG guidance: doença neonatal de início precoce do SGB. Prescriber. 2018;29(1):34-6.
58. Baker CJ, Byington CL, Polin RA. Policy statement-Recommendations for the prevention of perinatal group B streptococcal (GBS) disease. Pediatrics. 2011;128(3):611-6.
59. Polin RA, Newborn the COFA. Management of Neonates With Suspected or Proven Early-Onset Bacterial Sepsis (Tratamento de recém-nascidos com suspeita ou comprovada sepse bacteriana de início precoce). Pediatrics. 2012;129(5):1006-15.
60. Manning SD, Neighbors K, Tallman PA, Gillespie B, Marrs CF, Borchardt SM, et al. Prevalência da Colonização do Streptococcus do Grupo B e Potencial de Transmissão por Contacto Casual em Homens e Mulheres Jovens Saudáveis. Clin Infect Dis. 2004;39(3):380 - 8.
61. Foxman B, Gillespie BW, Manning SD, Marrs CF. Risk Factors for Group B Streptococcal Colonization: Potential for Different Transmission Systems by Capsular Type. Ann Epidemiol. 2007;17(11):854 - 62.
62. Boullevaux E. Efficience du mode de prélevement vaginal dans le cadre du depistage systématique du Streptocoque du groupe B: étude de 1353 prélevements. Disponível em: https://hal.univ-lorraine.fr/hal-01887614, acedido em 01 de junho de 2019.
63. OMS. Roteiro tecnológico para o desenvolvimento de vacinas contra o estreptococo do grupo B: actividades prioritárias para o desenvolvimento, teste, licenciamento e disponibilidade global de vacinas contra o estreptococo do grupo B. Genebra: Organização Mundial da Saúde; 2017.
64. Ben Hamida Nouaili E, Abidi K, Chaouachi S, Marrakchi Z. Epidemiologia

das infecções materno-fetais por estreptococos do grupo B. Medecine Mal Infect. 2011;41(3):123-5.

65. Creti R, Imperi M, Berardi A, Pataracchia M, Recchia S, Alfarone G, et al. Infecções neonatais por Streptococcus do Grupo B. Pediatr Infect Dis J. 2017; 36(3): 256-62.

66. Rao GG, Nartey G, McAree T, O'Reilly A, Hiles S, Lee T, et al. Resultado de um programa de rastreio para a prevenção da infeção neonatal invasiva de início precoce pelo Streptococcus do grupo B numa maternidade do Reino Unido: um estudo observacional. BMJ Open. 2017;7(4):e014634.

Telefone :

FICHA DE AVALIAÇÃO DO TRANSPORTE DE ESTREPTOCOCOS DA GRUPO B APÓS 33 SA

Número : Data : / /

Nome: Idade :

Origem :

Nível de ensino : Primário ◊ Secundário ◊ Superior ◊

Gestite : Parite : Profissão :

Peso : Tamanho :

ANTECEDENTES:

Diabetes ◊ Morte neonatal ◊
Aborto espontâneo ◊

Gravidez extra-uterina ◊

Pielonefrite aguda na gravidez ◊

Morte per partum ◊

Interrupção voluntária da gravidez ◊

Ameaça de parto prematuro^

Morte frequente no útero ◊

Transporte de estreptococos B ◊

PARÂMETROS DA GRAVIDEZ ACTUAL :

Prazo de entrega: DDR :

Gravidez de gémeos ◊

Diabetes gestacional ◊ Balanço: Sim ◊ Não ◊

Ameaça de parto prematuro ◊ aSA

Pielonefrite aguda ◊

HTA g :

PARÂMETROS RELACIONADOS COM O TRABALHO:

Na admissão: Não está em trabalho de parto ◊ Fase latente ◊ Fase ativa ◊

Horário de trabalho :

Rutura prematura das membranas ◊: horas/parto

Antibióticos recebidos: Tipo :

Total em g :

Episódio febril > a 38,5: ◊

Parto: parto vaginal ◊ parto vaginal ◊ :- quente

-frio

NOVOS PARÂMETROS :

APGAR aos 5 min :

Peso à nascença :

Evolução: complicações :

PARÂMETROS MICROBIOLÓGICOS :

Recolha : Antes da admissão ◊ Na admissão ◊

Exame direto :

□ Rebento :

""'--"-I

□ Leucócitos :

□ Agentes patogénicos associados :

Cultura :

□ Germe identificado :

□ Antibiograma :

Sensível	Intermediário	Resistente

Esquema de tomada de decisões para o rastreio do transporte de GBS e a PIA (66)

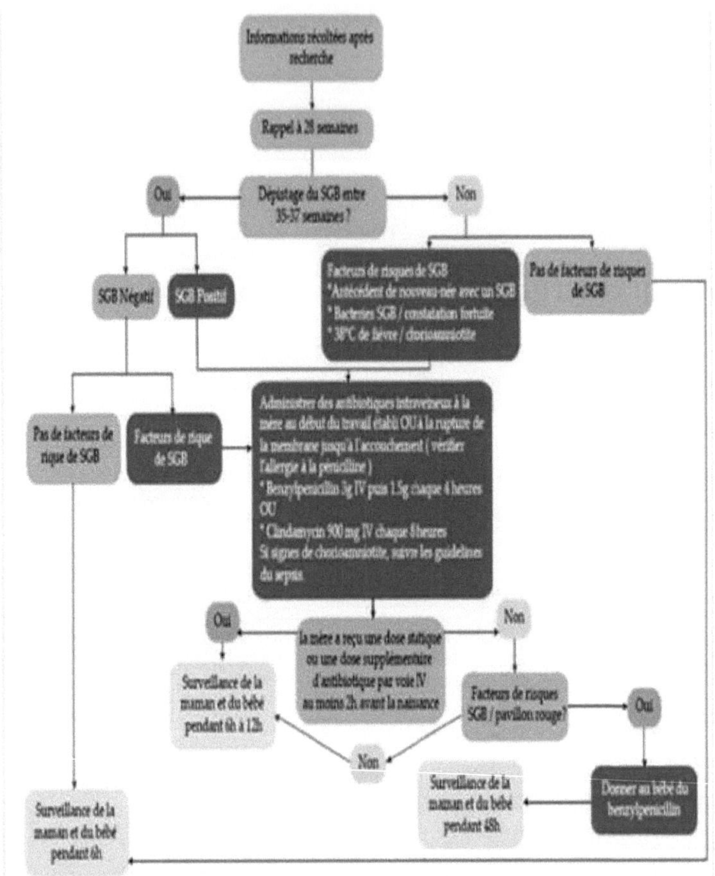

RASTREIO DO TRANSPORTE GENITAL DO ESTREPTOCOCO DO GRUPO B EM MULHERES GRÁVIDAS NO TERCEIRO TRIMESTRE

Currículo

O último trimestre da gravidez é um período de elevadas taxas de transporte genital de germes com risco de infeção materna e neonatal. O GBS é o germe mais comum. É transmitido por via ascendente ou através da passagem vaginal.

Os objectivos do nosso estudo foram:

Determinar a prevalência do transporte vaginal do estreptococo B no terceiro trimestre de gravidez.

Identificar os principais factores de risco envolvidos na portagem.

Definição de uma estratégia de rastreio do estreptococo B.

Determinar os meios de diagnóstico e de terapêutica do transporte vaginal de GBS. Foi efectuado um estudo transversal no Serviço de Ginecologia Obstétrica do Hospital Universitário Fattouma Bourguiba em Monastir, incluindo 330 mulheres grávidas no terceiro trimestre que foram rastreadas a partir das 34 semanas de gestação, e as mulheres portadoras do estreptococo B receberam profilaxia antibiótica adequada quando entraram em trabalho de parto.

A taxa de transporte foi de 8,8%.

Esta taxa foi significativamente associada a antecedentes de diabetes e a viver num ambiente rural.

A profilaxia antibiótica intraparto foi administrada em 75,8% das pacientes que testaram positivo para GBS. 13,8% dos recém-nascidos de mães com GBS positivo foram hospitalizados; nenhum foi colonizado.

A formação das equipas de saúde e o seu apoio na aplicação de protocolos de rastreio e de gestão neonatal multidisciplinar são essenciais para o seu sucesso e eficácia.

Palavras-chave :	***Estreptococo B na gravidez; Transporte vaginal; Rastreio; Factores de risco; Prevalência; Profilaxia antibiótica***

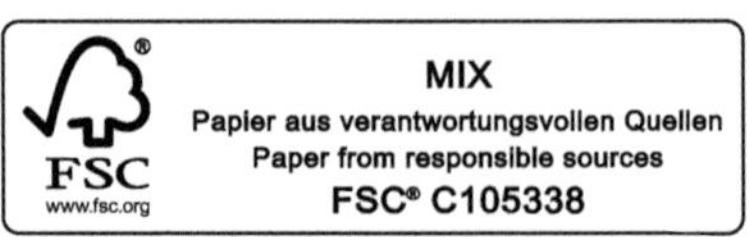

Printed by Books on Demand GmbH, Norderstedt / Germany